AF317918

OBSERVATIONS

SUR LA MALADIE DYSSENTÉRIQUE,

QUI A RÉGNÉ

Epidémiquement à Uzès (*Gard*),

et dans les environs ;

SUIVIES

DES MOYENS DE LA PRÉVENIR ET DE LA TRAITER ;

PAR

J. CHABANON fils,

Docteur en Médecine de la Faculté de Paris , Chirurgien de l'Hôpital et des Prisons de la ville d'Uzès , Membre Correspondant de plusieurs Sociétés savantes.

A UZÈS,

De l'imprimerie Tachéotype de L. GEORGE,

Auteur de ce Procédé.

1832.

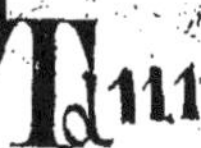

Td 59

OBSERVATIONS

SUR LA MALADIE DYSSENTÉRIQUE,

QUI A RÉGNÉ

Epidémiquement à Uzès (*Gard*),

et dans les environs;

SUIVIES

DES MOYENS DE LA PREVENIR
ET DE LA TRAITER;

PAR

J. CHABANON fils,

Docteur en Médecine de la Faculté de Paris, Chirurgien de l'Hôpital et des Prisons de la ville d'Uzès, Membre Correspondant de plusieurs Sociétés savantes.

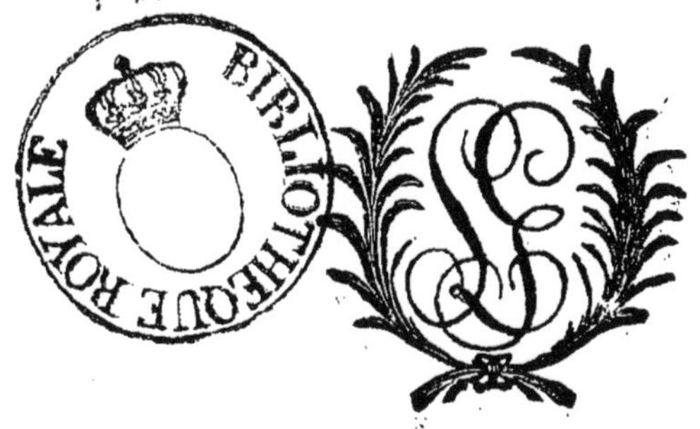

A UZÈS,

De l'imprimerie Tachéotype de L. GEORGE,
Auteur de ce Procédé.

1832.

OBSERVATIONS.

> Mutationes anni temporum maximè
> pariunt morbus; et in ipsis frigo-
> ris tùm caloris et cætera prora-
> tione eodem modò.
> *Hip. Sect. tertia. Aph. I.*

Plusieurs parties de l'Europe sont sous
l'influence d'épidémies plus ou moins multipliées et plus ou moins meurtrières. D'un
côté, nous voyons le choléra-morbus pestilentiel décimer les populations du nord , et
s'approcher de nous d'un pas effrayant; de
l'autre, des maladies de poitrine et du gosier
(connues sous le nom de grippe, d'influenza)
s'étendre à plus de vingt lieues de Paris, et
dans cette capitale atteindre plus de cent mille
individus; enfin, dans une grande étendue du
midi de la France, des épidémies, de dys-
senteries, de fièvres intermittentes et de choléra-morbus sporadique. Ces nombreuses maladies, jointes à la crainte de voir apparaître
le fléau qui désole les peuples de l'Orient ,
doivent être pour les médecins des sujets bien
dignes de méditations !... .

L'étude des épidémies a été de tous les tems un objet de la plus haute importance: de grandes questions médicales s'y rattachent. Elle nous offre beaucoup de problèmes à résoudre. L'histoire nous trace, en caractères ineffaçables, la diversité d'opinions des médecins qui ont observé des épidémies. La plupart d'entr'eux, au lieu de poser des faits, ont publié des principes. Ces principes mis en opposition avec d'autres principes, ont entrainé des discussions, la discorde, des erreurs. Nos devanciers, en voulant généraliser des faits encore incertains, ont porté le plus grand préjudice à la science. Leurs erreurs seront pour nous une leçon utile ; aussi voyons-nous tous les jours des médecins s'expatrier, aller au milieu des populations lointaines, s'exposer aux influences meurtrières d'une épidémie, afin d'en étudier les causes et la nature. Ils s'abstiennent de toutes généralités, en publiant les faits observés, et ils attendent qu'ils soient suffisamment multipliés pour en extraire les vrais principes, les principes réellement favorables à la science. Comme eux, nous voulons prendre part aux progrès que l'étude doit imprimer à l'art ; nous avons observé, et nous allons raconter ce que nous avons vu.

D'après les nombreux malades que nous avons soignés dans notre pratique civile ou militaire, et les renseignemens les plus exacts que nous avons pris, nous pouvons affirmer qu'il a existé plus de six mille personnes atteintes de la dyssenterie. Nous avons constaté que cette maladie, qui a affligé tant d'individus, a commencé dans le mois de juin et s'est prolongée jusqu'à la fin septembre (l'espace de quatre mois) elle a été liée, dans le principe, à un excès de chaleur de l'air, et à la fin, à une variation atmosphérique. Nous avons lu avec plaisir, dans les rapports qui nous sont parvenus sur diverses épidémies, que la chaleur atmosphérique très-élevée en a été considérée comme la cause principale. Des médecins anglais, qui ont également étudié les causes générales des épidémies régnantes, ont constaté que la trop grande électrisation de l'air durant l'été, a été non seulement la cause des nombreuses maladies qui règnent en Europe, mais encore du choléra-morbus : quant à ce qui concerne le choléra-morbus, nous trouvons une juste application de ce principe, dans l'épidémie qui vient de se déclarer dernièrement en Allemagne ; toutes ces observations démontrent la vérité de l'aphorisme du vieillard de Cos, que nous avons choisi pour épigraphe, et dont voici la traduction : les changements de saison, dit-il, produisent surtout les maladies , et dans chaque saison les grands changemens du chaud et du froid, etc . . .

Nous verrons, dans le courant de cet opuscule, quelle a été l'influence atmosphérique sur notre économie, et comment l'épidémie dyssentérique a pris naissance.

La continuation de nos observations sur les divers degrés de chaleur , nous a démontré que depuis le commencement de septembre , époque à laquelle l'air a été plus variable et plus froid, la maladie épidémique a changé de siége, s'est montrée sous des symptômes différens, sans perdre cependant son caractère qui a été évidemment inflammatoire. Nous avons observé plus rarement le catharre intestinal (dyssenterie) que le catharre de poitrine (la grippe) et les fièvres intermittentes.

Nous avons divisé nos observations en plusieurs articles; nous étudions : 1° Les causes de l'épidémie; 2° Son caractère; 3° Quels ont été les moyens préservatifs; 4° Enfin les moyens de la traiter.

Puissent nos remarques et les observations que nous venons d'extraire de faits multi-

pliés, atteindre le but que nous nous sommes
proposé : puissent-elles tourner au profit de
notre art et de l'humanité !

ARTICLE PREMIER.

Causes de l'épidémie.

§. I.

Depuis le commencement du mois de juin
jusqu'à la fin du mois d'août, par conséquent
l'espace de quatre-vingt-douze jours, nous
avons observé un degré de chaleur très-pro-
noncé ; cette chaleur variait très-peu la nuit
et le jour : le thermomètre de *Rhéaumur* et ce-
lui de *Farenheit*, exposés à l'air libre ou dans
l'intérieur des appartements vastes et aérés,
ont constamment donné dans les vingt-quatre
heures, c'est-à-dire du lever au coucher et du
coucher au lever du soleil, de vingt-trois à vingt
sept degrés de chaleur, et terme moyen vingt-
quatre et vingt-cinq.

Cette température de 23 à 27 degrés, dans
laquelle nous vivions, produisait sur le corps
une transpiration incommode et presque per-

manente ; transpiration plus ou moins prononcée selon que le corps était en état de mouvement ou de repos. Les individus étaient oppressés et l'air paraissait manquer à leur respiration ; cette sensation pénible qu'ils éprouvaient du côté de la poitrine est facile à expliquer : les poumons, qui habituellement rafraichissent nos organes en introduisant, dans notre intérieur, un fluide dont la température est au-dessous de celle du corps, aspiraient alors un air chaud et qui se rapprochait de quelques degrés de la chaleur humaine, que les physiologistes modernes ont reconnu être de 28 et 29 degrés.

La transpiration qui s'opérait dans un milieu aussi chaud et dont personne ne pouvait se garantir, n'avait pas tout l'inconvénient que l'on pourrait d'abord préjuger ; ce n'est pas la transpiration qui a été la cause déterminante de la maladie épidémique.... Cette transpiration, cette sueur incommode qui humectait sans cesse la peau, avait au contraire d'heureux effets et une action salutaire incontestable, elle enlevait à nos organes une partie de la chaleur en excès que les poumons y avaient introduite et la cédait à l'air ambiant par la voie des pores cutanés. Cette transpiration sensible avait donc une heureuse influence, et en effet l'expérience nous a démontré que la permanence de cette transpiration, conservait la santé et prévenait le développement de l'épidémie, puisque nous avons vu que son dérangement était suivi de la maladie dyssentérique. Dans les rapports qui nous ont été communiqués sur le choléra-morbus asiatique, (maladie dans laquelle il y a tout à la fois dyssenterie et vomissemens,) il a été dit, que la sueur était non-seulement un moyen de prévenir cette cruelle maladie, mais encore de la traiter.

Nous savons qu'il n'est rien de plus fatigant, de plus insupportable, que cet état continuel de transpiration; l'instinct portait les individus à rechercher les moyens de se soulager, aussi étaient-ils avides des boissons fraiches; ils buvaient les liquides les plus frais et par conséquent les plus propres, en apparences, à calmer le besoin de la soif: ce besoin était bien satisfait; mais la cause qui le réveillait étant permanente, de nouveaux besoins se faisaient bientôt sentir, et l'on ne s'empressait pas moins de les satisfaire.

Lorsque la transpiration n'était pas interrompue par l'effet de l'ingestion des boissons fraîches, et que l'estomac agissait avec énergie sur elles, le corps n'en éprouvait aucune atteinte morbide ; les boissons ne produisaient, dans ce cas, qu'une sensation de fatigue et d'inquiétude stomacale. Lorsque, au contraire, l'abondance des boissons, leur fraîcheur plus ou moins prononcée, produisaient une impression capable de supprimer la transpiration, bientôt le trouble des fonctions du bas-ventre se faisait sentir, et la dyssenterie, ou le choléra-morbus sporadique, ne tardaient pas à se manifester.

Le passage de la santé à la maladie, par l'effet des abondantes boissons, le corps étant en état de transpiration, a été d'autant plus sensible, selon que les individus étaient plus ou moins réunis et selon qu'ils se livraient avec plus ou moins d'excès à satisfaire le besoin de la soif.

Aussi avons nous observé plus particulièrement le premier développement de la maladie dyssentérique chez les militaires tenant garnison dans notre ville, et dont le traitement nous est confié. C'est sans doute d'après une observation pareille, que M. le docteur Double, dans l'instruction sur le choléra-morbus, qu'il a lue à l'académie royale de médecine de Paris, dans sa séance du 20

septembre, donne le conseil aux magistrats
» de défendre les grandes assemblées : l'expé-
» rience ayant démontré que plusieurs épi-
» démies se sont déclarées par les réunions. »

Une cause non moins puissante que l'usage des boissons fraiches , et qui troublait la transpiration , c'était de laisser ouvertes pendant la nuit , les croisées des appartements où l'on couchait. L'air libre était pendant la nuit un peu moins élevé en chaleur , mais plus chargé d'humidité. Cette température contrastait tellement avec celle des appartements , qu'elle était trouvée insupportable. Si l'on avait un peu réfléchi , l'on se serait convaincu que la chaleur de l'intérieur des appartements parait d'autant plus prononcée pendant la nuit , que l'air extérieur est plus frais dans les étés où il règne de grandes chaleurs pendant le jour. En ouvrant les croisées pendant la nuit, on obtenait bien la fraicheur qu'on désirait, mais , la transpiration se supprimant sous cette influence, ne tardait pas à développer sur les individus la maladie dyssentérique.

Les habitans de la campagne qui ont été atteints de l'épidémie dont nous donnons l'histoire, sont ceux qui pendant leurs pénibles travaux, et lorsque le corps était couvert de sueur, allaient boire de l'eau fraîche, se mettaient à l'ombre pendant leurs repas, et y passaient quelques moments pour y prendre du repos. Nous avons observé au contraire que ceux qui buvaient des liquides échauffés par les rayons du soleil, qui avaient la précaution de prendre leurs repas au grand air et au soleil, et qui s'y couchaient même, ont échappé à l'épidémie.

D'après le résumé que nous venons de donner sur les causes de l'épidémie, il est facile de juger que les vices de la transpiration, ou sa suppression, ont été les causes productrices de la dyssenterie. Il est donc très-important, d'après une pareille observation, que, quelle que soit la fatigue, l'incommodité, la souffrance même, que la sueur peut produire dans les étés où il règne de grandes chaleurs, il est important, disons-nous, de favoriser cette transpiration, de l'entretenir, et d'apporter les plus grands ménagements dans l'usage des boissons.

Nous, habitans d'un climat tempéré, notre santé ne tarde pas à être compromise, lorsque les saisons s'éloignent de leur cours habituel. Nous sommes tellement favorisés par le climat sous lequel nous vivons, qu'il nous est très-difficile de nous soumettre aux soins qu'exigent notre corps, pendant les variations atmosphériques. Si une grande partie de la population a été atteinte de la dyssenterie, ou du petit choléra-morbus (comme on l'appelait vulgairement, (nous devons en attribuer la cause à l'intempérance, au manque de soins et à l'usage immodéré de tout ce qui était propre à raffraichir le corps. L'armée d'Afrique, qui avait été choisie dans notre armée, et dans laquelle on n'avait admis que les hommes les plus vigoureux, et par conséquent les plus propres à supporter un climat différent du nôtre, ne tarda pas à être bientôt compromise par une épidémie dyssentérique meurtrière. Les soldats se comportaient comme nous, dans cet été; ils étaient sourds aux principes d'hygienne, prescrits par le conseil de santé; ils buvaient be aucoup; recherchaient les boissons les plus fraîches.; couchaient à la belle étoile, et se découvraient pendant la nuit. Ces imprudences supprimaient la transpiration abondante que la chaleur habituelle du climat produisait; imprudence bientôt suivie du développement de la dyssenterie.

§. II.

En terminant l'histoire des causes appréciables de l'épidémie dyssentérique, nous croyons devoir ne pas passer sous silence certaines circonstances qui, alliées à l'étude des maladies nombreuses dont nos contrées ont été affligées, sont faites pour fixer notre attention et devenir le sujet de sérieuses méditations. Il est peu d'individus qui dans le courant de l'été n'aient été frappés de l'aspect du soleil au moment de son lever : il était d'une couleur pâle et argentée, on aurait dit qu'une gaze mince était placée entre lui et la terre. Cette observation faisait naître de nombreuses conjectures et pressentir un évènement extraordinaire dans le globe. En effet, ceux qui ne perdirent pas de vue un phénomène pareil, ne furent pas trop surpris en apprenant l'explosion d'un volcan en Sicile. Ne pourrait-on pas préjuger avec quelque raison que notre proximité de la méditerranée a exercé sur notre région une influence née de l'évènement de ce volcan ? et que l'atmosphère s'est chargée d'un principe méphytique dont l'action n'a pas tardé à se faire sentir non-seulement sur les végétaux, mais encore sur l'homme ? Il est de fait que la végétation, en général, jouissait d'une vigueur peu commune ; que les fruits étaient abondants et se présentaient sous les apparences les plus favorables, lorsque tout à coup leur maturité fût suspendue, leurs pédicules se desséchaient et les fruits tombaient de l'arbre ; ceux qui résistèrent à cette cause destructive, arrivèrent à une maturité imparfaite, ils furent de mauvaise qualité et tarés. Quant à la récolte des céréales, avait-on jamais eu une espérance mieux fondée ? quelques matinées, cependant, suffirent pour la faire évanouir : les grains furent peu abondants et de très-mauvaise qualité. Il est impossible, d'après de pareils effets, de ne pas soupçonner dans l'atmosphère une action morbifique qui a agi sur tout ce qui a vie, et dont l'air est l'élément de l'existence. Quoique cette cause morbifique, ce principe inconnu, ce *quod divinum*, ne puisse être saisi dans ses qualités physiques ; l'observation n'a pas laissé échapper la connaissance de son action insalubre. Les causes de l'épidémie, que nous avons attribuées presque exclusivement à la chaleur élevée de l'atmosphère, seraient-elles dues à cet élément hétérogène et méphytique contenu dans l'air ? Le temps, ce grand maître, nous permettra peut-être un jour de découvrir et d'aprécier, d'une manière plus exacte, la cause de tout ce qu'il nous est permis d'ignorer, et que l'on chercherait en vain à découvrir actuellement, sans risquer de tomber dans le dédale obscur des conjectures.

ARTICLE II.

Caractère de l'Epidémie.

Nous avons reconnu, dans l'article précédent, que la chaleur élevée de l'atmosphère a été la cause essentielle de l'agitation, de la sécheresse et de la soif dont les individus étaient tourmentés ; nous les avons vus portés par un sentiment d'instinct à tempérer la chaleur et la soif, en recherchant un air frais et les boissons les plus propres à satisfaire leurs besoins. Lorsqu'ils usaient des moyens propres à les soulager avec ménagement et prudence, le corps en recevait un bien-être sensible ; mais la non observation de ces principes était bientôt suivie d'un dérangement général plus ou moins prononcé. Voici les phénomènes de ce dérangement :

Les individus étaient portés au repos ; ils éprouvaient une lassitude générale ; ils se sentaient moulus et brisés ; la chaleur devenait brûlante et la transpiration plus ou moins prononcée ; l'apetit diminuait et devenait quelquefois tout à fait nul : le besoin de boire était fréquent , et les boissons très-froides étaient recherchées avec avidité ; la bouche était sèche et pâteuse , la langue était rouge sur les bords , picotée par des points rouges et blanchâtres sur le milieu. L'odeur de l'haleine était acide , le pouls était accéléré (80 et même 100 pulsations par minute).

Les fonctions du bas-ventre se dérangeaient promptement ; des grouillements d'intestins , des coliques plus ou moins aiguës ne tardaient pas à se faire sentir. Les malades éprouvaient bientôt des besoins fréquents d'aller à la selle (20 ou 30 fois le jour ou la nuit).

Dans certains cas , ils rendaient des matières stercorales liquides (diarrhées) ; dans d'autres , des matières glaireuses, sanguinolantes, avec tenesme , (dyssenterie). Souvent les malades vomissaient et allaient en même temps du corps (choléra-morbus indigène) ; dans d'autres , enfin, les substances que prenaient les individus , soit alimens soit boissons , étaient rendues sans avoir subi la moindre altération (lienterie) ; cette dernière espèce d'évacuation s'observait plus particulièrement chez les enfans.

Les malades étaient tourmentés par des

envies fréquentes d'aller à la selle ; ces envies fréquentes étaient accompagnées d'un tenesme des plus prononcé, ils restaient à la
garde-robe très-long-temps , et souvent pour
ne rendre que très-peu ou point de matières.

Nous avons observé, à l'hôpital, des militaires qui passaient une partie de la nuit
sur leur chaise percée, afin de satisfaire un
besoin qu'ils ne pouvaient accomplir. Ce tenesme était, chez le plus grand nombre des
individus, accompagné d'une douleur vive
tensive à la circonférence du fondement.
Beaucoup de malades nous disaient que cette
douleur pouvait se comparer à la sensation
pénible qui résulte de la brûlure. Chez un
grand nombre , le pourtour du rectum était
boursouflé, rouge et tendu. Dans ce cas, le
col de la vessie était irrité , les urines cou-
laient difficilement et les malades y éprouvaient un sentiment de cuisson dans l'expul-
sion des urines.

L'embonpoint et les forces abandonnaient
bientôt les malades, ils maigrissaient à vue
d'œil ; leurs yeux devenaient cernés et en-
foncés ; ils pouvaient à peine se soutenir.

La maladie débutait souvent d'une manière brusque et instantanée ; des souffrances aiguës se faisaient sentir et avaient leur

siége particulièrement au-dessous du nombril.
Les malades éprouvaient une sensation péniblé
semblable à celle qu'occasionnerait un corps
qui pèserait avec force sur le bas-ventre ; dans
ce cas, la maladie était au plus haut degré
d'aiguité, elle suivait alors une marche grave
et dangereuse, le corps devenait presque froid ,
les sueurs l'étaient aussi ; la bouche était sèche,
brulée et avait une couleur tirant sur le violet ;
les malades étaient profondement altérés , ils
vomissaient en partie tout ce qu'ils prenaient
et les évacuations alvines n'en étaient pas
moins fréquentes : il se manifestait enfin tous
les caractères du choléra-morbus sporadique ,
qui dans plusieurs cas était promptement mor-
tel. Cette dernière complication de la dyssenterie épidémique , a heureusement été assez
rare.

A l'ouverture des cadavres , nous rencontrions les vaisseaux capillaires de l'estomac
et des intestins remplis de sang veineux , ce
qui donnait à ce tube un aspect violacé très-
prononcé; les organes parenchymateux abdo-
minaux étaient généralement gorgés de sang ,
mais plus particulièrement la rate.

ARTICLE III.

Comment il fallait se comporter pour éviter l'Epidémie.

En faisant connaître les causes qui donnent naissance à une maladie épidémique, on a déjà enseigné aux individus les moyens de se préserver de cette épidémie. La grande chaleur qui a régné d'une manière si continue et pendant si long-temps avait imprimé au corps, comme nous l'avons vu, un mouvement transpiratoire presque permanent, l'observation nous a enseigné que la suppression ou le trouble de la transpiration était la source de la maladie épidémique, et que pour prévenir cette maladie il fallait prendre toutes les précautions pour ne pas la supprimer d'une manière brusque, instantanée, en satisfaisant les besoins de la soif, ou en recherchant les moyens propres à rafraîchir le corps.

La cause de l'épidémie ne peut être attribuée à l'intempérie de l'air, et à son changement brusque, puisque le thermomètre a très-peu varié depuis le commencement de juin jusqu'à la fin du mois d'août, et qu'il s'est soutenu à peu près aux mêmes degrés et le jour et la nuit.

Depuis la fin d'août jusqu'à la fin septembre, l'air a été plus variable : pendant le jour l'air était très-chaud, pendant la nuit très-froid et très-chargé d'humidité. Dans un pareil état de choses, nous avons vu l'épidémie dyssenterique diminuer, faire place aux fièvres intermittentes et à la grippe ; atteindre plus rarement les citadins et se répandre, de la manière la plus affligeante, sur les habitans de la campagne, et particulièrement sur les villages exposés, par leur position topographique, aux brouillards de la nuit.

Nous sommes convaincu qu'il est possible à tous les individus, quel que soit leur rang, et soit qu'ils habitent la ville ou la campagne, de vivre dans l'un et l'autre état de l'atmosphère, c'est-à-dire lorsque la chaleur est très-élevée et continue, ou lorsqu'elle offre des degrés variables de froid ou de chaud ; il leur est possible, disons-nous, de continuer à jouir de la santé, et d'éviter les maladies auxquelles exposent les changements atmosphériques. Dans le courant de cet été, nous avons reconnu dans l'atmosphère une conslitution particulière, qui offre celà de remarquable ; que les maladies prenaient vite un caractère épidémique. Faut-il l'attribuer à l'action constante et soutenue d'une chaleur élevée, sur notre économie, et à la difficulté que les individus éprouvaient à se soustraire à une pareille action ? mais s'il était difficile d'éviter l'influence d'une atmosphère chargée d'une chaleur incommode, cependant il était facile de se défendre contre son action morbifique. 1° Il fallait éviter tout ce qui était capable de troubler la transpiration, soit qu'elle fut due à la chaleur atmosphérique, aux mouvements qui résultent des pénibles travaux de la campagne ou des fatigues de la marche, ne satisfaire le besoin de la soif, lorsque le corps était en moiteur, qu'avec des boissons d'une température moyenne, ou les faire précéder d'une petite quantité de vin pur, ou d'une liqueur alcoolique quelconque : le ton que donnait alors aux organes un pareil liquide, prévenait les inconvéniens attachés à l'usage des boissons froides, le corps étant en excès de chaleur. 2° Il ne fallait se dépouiller des vêtemens que lorsque le corps était en état de repos. Quoique les vêtemens

dont nous sommes couverts en été soient de
très-mauvais conducteurs du calorique, ils
n'en conservent pas moins autour de nous un
principe de chaleur qui empêche le corps de
passer d'un milieu dans un autre d'une manière brusque. 3° Il fallait tenir les croisées
fermées pendant la nuit, afin d'éviter le passage d'une température à une autre, et prin-
cipalement l'influence dangereuse d'un air
chargé d'humidité. Il nous a été communiqué
par un jeune-homme de notre ville, plein de
sagacité, qu'à l'exception de cette année, il
avait eu constamment, une partie de l'été,
une dyssenterie très-incommode, et qu'il s'é-
tait aperçu que cette maladie se manifestait,
lorsqu'il avait l'imprudence de coucher dans
un appartement avec les croisées ouvertes
pendant la nuit. 4° Nous recommandions
encore l'usage journalier des bains généraux
à une température agréable ; les alimens végétaux ; l'usage d'un vin généreux, et surtout
la sobriété. Nous défendions les viandes noi-
res, les mets d'un haut goût, l'usage immodéré des liqueurs alcooliques, du café, et généralement tous les fruits qui n'étaient pas
bien murs. Les médecins de Paris qui ont

eu occasion de traiter des malades atteints du choléra-morbus sporadique , ont remarqué qu'il était survenu après avoir mangé du melon et des prunes (*Lancette Française*).

Les conseils que nous venons de donner, et qui ne sont que l'expression de ce que l'expérience a enseigné, auraient été inutiles et sans effets , si l'air avait été chargé de miasmes putrides, et qui exerçassent des ravages pestilentiels. Dans ce cas, l'éloignement des lieux où l'air est ainsi empesté, aurait été le seul moyen d'éviter le développement de l'épidémie.

ARTICLE IV.

Du traitement de l'Épidémie dyssentérique.

§. I.

L'homme qui souffre demande un soulagement à ses maux, il cherche et s'applique lui-même dans beaucoup de cas, les moyens qui peuvent le soulager, ou bien il fait appeler un homme de l'art, auquel il confie sa santé, et lui expose ses souffrances. Pendant le cours des maladies épidémiques, beaucoup de malades se soignent eux-mêmes, ils se passent des médecins, mais non de la médecine. Nous pensons qu'il serait prudent de faire appeler le médecin, car, quel que soit son savoir, et le degré de confiance que l'on ait en lui, il est toujours apte à vous préserver contre les erreurs, soit dans la nature de la maladie, soit dans les moyens curatifs. S'il est quelques individus assez prudens, assez éclairés pour devenir leur médecin, combien n'en trouvons-nous pas qui, assez légers pour tourner en ridicule les bienfaits de l'art médical, s'exposent aux dangers d'une maladie dont ils méconnaissent les conséquences et la gravité?

L'épidémie dyssentérique a généralement été bénigne, elle a fait peu de victimes. Les maladies ont été de courtes durées; mais elles ne laissaient pas d'avoir une grande influence sur le système musculaire. Les individus affligés se sentaient promptement moulus, brisés, et accablés. Nous avons eu occasion de voir des individus doués d'une force musculaire considérable, se soutenir à peine sur leurs jambes le lendemain du début de la maladie. Cette faiblesse des membres était souvent suivie de douleurs, de tiraillemens dans les nerfs. Nous avons observé que ces douleurs et ces tiraillemens étaient plus ou moins prononcés, selon le degré d'altération du bas-ventre ; comme, par exemple, dans le choléra-morbus.

§. II.

Le tube digestif étant le siége de la maladie, nous veillions avec soins à ce que les individus fussent soumis à une diète des plus rigoureuses. Ce moyen fut considéré, et quelquefois la diète des boissons, comme devant tenir le premier rang dans le traitement de cette épidémie. La diète a été toujours un grand remède ; il n'est aucun médecin qui n'ait eu occasion de constater sa puissance et son influence dans la terminaison des maladies en général. Les médecins anciens et modernes lui ont rendu une égale part de confiance. Le prince de la médecine, en laissant à la postérité cette sentence : *la diète et l'eau*, a rendu un grand service à l'humanité, et a laissé entre les mains des médecins sages et éclairés, le remède le plus salutaire dans un très-grand nombre de maladies.

Nous avons constaté que les malades qui observaient avec rigueur nos conseils, sur le principe diététique, étaient plutôt guéris et ne tombaient pas dans des rechûtes dange-reuses. Dans la pratique civile, et surtout dans la classe du peuple , les rechûtes ont été plus fréquentes. Dans notre pratique de l'hôpital, où nous avons eu occasion de trai_ ter plus de cinq cents individus atteints de la dyssenterie, le retour des maladies a été plus rare et la guérison plus prompte. Dans les hôpitaux , le régime, les remèdes, les soins hygiéniques donnés aux convalescents, sont coordonnés, mesurés avec vigilance et zèle ; les imprudences sont plus rares et les mala-des trompent plus difficilement les médecins. Les sœurs dont les destinées semblent atta-chées aux malheurs et à la misère, sont telle-ment pénétrées du pénible devoir que leur im-pose la charité, qu'elles ne perdent jamais de vue les avis des médecins, et elles y contrai-gnent les malades avec un soin tout religieux.

Les malades atteints de l'épidémie étaient tourmentés par une soif ardente ; ils désiraient des boissons fraîches et acidulées. Nous leur permettions de s'humecter, de boire de petites doses à la fois, mais jamais de se gorger, l'expérience nous ayant démontré que la trop grande quantité de boissons pesait sur l'estomac, fatiguait cet organe, et produisait souvent des nausées et même des vomissemens. Les boissons que nous avons reconnu être les plus appropriées à la maladie, étaient des tisanes composées avec la gomme en poudre, le sirop de gomme étendu dans de l'eau d'orge perlé, de mauve blanche, ou de l'eau seule ; celle de riz acidulée, de poulets ou de veau préparées par infusion. Généralement nous permettions à nos malades de prendre les boissons ni chaudes ni bien froides, ayant reconnu que la température des boissons avait quelque chose d'efficace dans le traitement de la maladie. Nous rencontrions souvent des malades qui vomissaient, en partie, les boissons qu'ils désiraient et avalaient avec tant de plaisir. Ces vomissemens étaient accompagnés de douleurs aiguës et d'efforts violens du côté de l'estomac ; nous en rencontrions aussi qui ne vomissaient pas , mais qui digéraient difficilement les boissons ; ils éprouvaient alors un état de pesanteur , d'incommodité, et une compression accompagnée d'une inquiétude pénible. Dans de pareilles circonstances, les malades buvaient avec répugnance et souffraient beaucoup de ne pouvoir satisfaire un besoin si impérieux. Dans l'un et l'autre état de choses, nous conseillions à nos malades de masquer leur soif en se gargarisant la bouche avec de l'eau fraîche ou de la tisanne, ou bien en suçant des tranches d'orange ou de citron ; nous faisions même appliquer quelquefois sur l'estomac des compresses trempées dans des liquides émollients presque froids.

Lorsque l'irritation de l'estomac ou du bas-ventre était très-aiguë, et que les malades souffraient des douleurs très-vives, dans ce cas, nous faisions appliquer des sangsues. Nous combinions l'application des sangsues avec les fomentations émollientes, avec l'usage des demi-lavemens émollients, composés avec la mauve, le lin, les jaunes d'œufs, l'eau de son et les boyaux de poulets. Dans tous les cas d'aiguité de l'irritation, soit de l'estomac soit des intestins, et quelle que fut la force des malades, nous avions recours à l'usage des bains de siége, et même aux bains entiers. Nous avons retiré de si bons effets de ces derniers moyens, que nous les avons considérés comme les plus puissants, les plus efficaces et ceux qui apportaient les plus prompts soulagements. La saignée générale, que nous avons souvent eu occasion de pratiquer, d'après les indications les plus précises, ne nous a jamais donné des résultats favorables; la maladie suivait, avec autant de rapidité, son cours, et ce moyen médical n'influait aucunement, ni pour l'améliorer, ni pour favoriser la résolution.

Lorsque nous avions combiné, dans le traitement de la maladie, 1° La diète; 2° L'usage des tisanes émollientes; 3° L'application des sangsues; 4° Les fomentations émollientes; 5° Et les bains de siége ou entiers, la maladie ne tardait pas à prendre une voie favorable. Cependant, nous observions quelquefois que les phénomènes de l'irritation et la fièvre se dissipaient complètement, mais que les malades conservaient une sensation de plénitude dans le bas-ventre, des grouillemens d'intestins, quelques coliques irrégulières et des évacuations glaireuses, muqueuses fréquentes et même copieuses : d'autres fois, les évacuations étaient multipliées et sanguinolantes, mais sans douleurs. Dans le premier comme dans le second cas, nous avons employé avec beaucoup de succès la racine de *Rathania*.

Ce médicament nous a constamment réussi, soit dans notre pratique civile, soit dans notre pratique militaire. Il a été administré en boissons et en lavemens : ses effets ont toujours été très-prompts.

Il faut d'abord observer que la décoction de la racine de rathania, a été employée avec le plus grand avantage dans les métrorhagies passives. Enhardi par ses effets toniques et astringents, nous jugeâmes par analogie que dans la dyssenterie passée à l'état chronique, soit avec flux sanguinolent, soit avec flux séreux, nous pourrions retirer de très-bons effets de ce médicament. Les praticiens n'ignorent pas combien les maladies dyssentériques sont tenaces ; combien elles exercent leur génie, et combien sont remplis d'incertitudes les effets des moyens anti-dyssentériques connus et vantés !.. Ce nouveau moyen vient enrichir la liste des anti-dissentériques : il mérite d'y tenir un rang distingué; son usage convaincra bientôt les praticiens de son efficacité et du degré de confiance qu'il mérite dans le traitement de la dyssenterie asthénique.

Nous avons déjà dit que ce médicament a

été employé en décoctions et en lavemens.
Dans la décoction, nous y faisons ajouter du
sirop de gomme ou de capillaire, et dans les
lavemens une cuillerée de miel. La dose est
de deux gros pour quatre verres d'eau, en
boisson, et deux gros pour un lavement.
Lorsque cette dose est inefficace, il faut alors
l'augmenter de deux gros, ce qui fait demi-
once pour la décoction et demi-once pour le
lavement, que l'on peut réduire au besoin en
demi-lavement. Cette dose est alors suffisante
pour obtenir les effets anti-dyssentériques.
Lorsque l'irritabilité intestinale est assez prononcée pour contre-indiquer l'usage de la
racine de rathania, nous unissons, dans ce
cas, et avec le plus grand avantage, une once
de sirop de diacode dans la décoction et une
tête de pavôt dans le lavement ou le demi-
lavement. Cette union de la racine de rathania avec les narcotiques, augmente non-seulement la vertu de ce médicament, mais encore, on peut le mettre en usage avant que
l'état d'aïguité de la maladie soit entièrement
dissipé.

§. III.

Nous avons eu occasion de traiter beaucoup d'individus atteints du choléra-morbu

sporadique; cette maladie a été **considérée** comme une complication de la dyssenterie, puisque le vomissement se montrait simultanément avec les évacuations alvines ou muqueuses. Ce choléra-morbus n'a jamais été trop rebelle à une médication anti-phlogistique bien combinée; ayant quelquefois pris une marche intermittente, nous l'avons combattu avec un égal succès par les moyens anti-périodiques connus. Dans l'un comme dans l'autre cas, nos efforts ont été constamment couronnés de succès : nous avons eu à regretter la perte de très-peu de malades. Cependant, lorsque cette maladie se montrait trop opiniâtre aux moyens indiqués, et que la guérison ne suivait pas de près l'usage des moyens anti-phlogistiques, nous y combinions, comme dans le traitement de la dyssenterie chronique, les narcotiques et plus particulièrement le laudanum de Sydenham.

Le choléra-morbus que nous avons observé est une maladie qui se présente fréquemment dans le courant du mois d'août, et surtout lorsqu'il règne des grandes chaleurs qui succèdent à des nuits froides. Cette disposition atmosphérique a été signalée par d'anciens médecins, et surtout par Sydenham, qui l'a

peinte d'une manière frappante, en disant :
» que le choléra-morbus est fidèle au mois
» d'août comme l'hirondelle au printemps. »
Jamais cette maladie n'avait excité d'aussi
justes alarmes, que depuis le moment où le
choléra-morbus asiatique ou pestilentiel exer-
ce, sur les peuples du nord, des ravages aussi
épouvantables, et paraît s'approcher de nous
d'un pas effrayant. L'humanité fait un appel
à tous les médecins, ils doivent rivaliser de
zèle et d'études, soit pour découvrir la nature
et la marche de l'épidémie, soit pour en re-
connaître le véritable caractère, afin de ne
pas la confondre avec toute autre épidémie.

Il faut se bien pénétrer des travaux de ceux
qui en ont fait une étude spéciale, et se livrer
comme eux aux dangers de l'épidémie, avec
cette force d'âme qui caractérise éminemment
les médecins de tous les siècles.

§. IV.

Après avoir jeté un coup-d'œil général sur
les moyens qui ont été employés pour com-
battre l'épidémie, nous pensâmes que quelques conseils hygiéniques, sur la conduite
que devaient tenir les convalescents, seraient

utiles et pourraient préserver les individus des dangers d'un régime mal entendu.

Nous avons observé que les convalescents conservaient, pendant une huitaine de jours, un dégoût prononcé pour toute espèce de nourriture; ils étaient dans un état tel de prostration, qu'ils ne désiraient rien, et se livraient à une espèce de mélancolie difficile à dépeindre. Ils nous disaient: nous prenons quelques alimens parce que vous nous les ordonnez, mais notre estomac ne désire absolument rien. Un avocat dés plus considérés de de notre barreau, convalescent du choléramorbus sporadique, nous disait que c'était pour lui une espèce de punition, que de prendre des aliments: et que son estomac ne lui donnait pas la moindre sensation du besoin. C'est dans un pareil état de chose, que les convalescents méritent une surveillance sévère. Il ne faut pas perdre de vue que leurs organes sont tout à la fois dans un grand état de faiblesse et d'irritabilité. L'estomac avait cependant besoin de recevoir une alimentation propre à réparer les forces et l'embonpoint: mais il fallait y arriver d'une manière progressive et avec les soins les plus minutieux. Pour arriver à cette fin, nous donnions aux convalescents une nourriture facile à digérer, en petite et très-petite quantité, et renouvelée plusieurs fois dans la journée. Cette nourriture consistait dans l'usage des bons bouillons et des farineux. Nous leur permettions de macher de la viande, afin de faire du suc et de la salive; l'usage du bon chocolat au salep, et d'un bon vin vieux généreux pris en petite quantité, soit seul, soit mélangé avec de l'eau de fontaine, à fur et à mesure que l'estomac prenait un peu d'énergie, que les malades sortaient un peu de leur apathie, nous augmentions la nourriture, que nous mesurions toujours au degré de force des organes, et permettions alors des viandes blanches, des poissons et des viandes rôties. Outre celà nous recommandions de ne pas négliger l'observation des agens hygiéniques concernant la propreté, les vêtements et l'exercice. Nous avons reconnu que la chaleur se répandait lentement aux extrémités. Nous engagions les convalescents à les couvrir plus que le reste du corps; l'expérience nous ayant démontré que le froid des extrémités peut influer, de la manière la plus fâcheuse, sur les fonctions abdominales; surtout à la suite des maladies des organes contenus dans cette cavité.

FIN.

www.ingramcontent.com/pod-product-compliance
Ingram Content Group UK Ltd.
Pitfield, Milton Keynes, MK11 3LW, UK
UKHW020050080726
13614UKWH00004B/1974